Te $^{64}_{88}$

DE LA RAGE

ET DE

SON TRAITEMENT SPÉCIFIQUE

PAR

A.-E. LAVILLE DE LA PLAIGNE

Médecin-Chirurgien, Homœopathe-Spécifiste,

DOCTEUR DE LA FACULTÉ DE PARIS,

Membre de Plusieurs Sociétés académiques médicales de la France et de l'Étranger.

———◦◦◦———

PRIX : 50 CENTIMES

———◦◦◦———

BORDEAUX

FÉRET FILS, LIBRAIRE-ÉDITEUR

Fossés de l'Intendance, 15

———

1852

DE LA RAGE

ET DE SON TRAITEMENT SPÉCIFIQUE

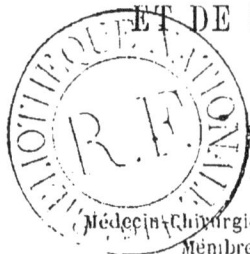

PAR

A.-E. LAVILLE DE LA PLAIGNE

Médecin-Chirurgien, Homœopathe-Spécifiste, Docteur de la Faculté de Paris,
Membre de plusieurs Sociétés académiques médicales
de la France et de l'Étranger,

PLACE DAUPHINE, 44, A BORDEAUX

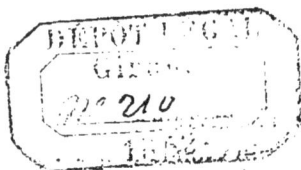

—o·⚹o—

INTRODUCTION

Depuis quelque temps les journaux nous apportent de tous les points de la France des cas de rage, dont chaque exemple est suivi de l'indication de quelques remèdes *empiriques*, la plupart sans expérimentation préalable capable de démontrer qu'une loi physiologique ou pathologique *naturelle* préside à leur emploi, tant au point de vue de la cause et des symptômes qu'à celui du choix de ces médicaments, suivant les divers temps que parcourt avec rapidité cette terrible maladie, qui, suivant l'expression de tous les auteurs anciens et modernes, ne doit avoir d'autre fin salutaire que *la mort;* telle est l'opinion que la médecine officielle a gravée dans ses livres.

Devant une pareille opinion, que repousse la nature; car elle n'a point de maladie mortelle pour tous et toujours; car à côté du mal, quelle que soit sa gravité, elle a providentiellement placé les remèdes pour le combattre : qu'il soit permis à l'*homœopathie-spécifique* de dire, à l'endroit de la *rage*, ce qu'elle a déjà fait et ce qu'elle peut faire encore pour la prévenir et la détruire.

Les faits que je vais citer sont trop anciens pour qu'ils puissent paraître une œuvre de circonstance ; ils sont extraits en partie d'un mémoire que j'ai lu, le 16 septembre 1834, à Genève (Suisse), au congrès de la Société homœopathique gallicane.

J'étais alors, en Europe, le premier et le seul homœopathe qui eut eu l'occasion d'appliquer l'*homœopathie-spécifique* au traitement de la rage ; ce que témoigne le rapport du secrétaire de la Société homœopathique gallicane, rapport que je citerai dans le cours de ce petit traité.

Ce n'est que longtemps après la publication de mon travail, dans la *Bibliothèque homœopathique*, journal de Genève, que M. le docteur Des Guidi, de Lyon, qui n'avait jusqu'alors fait aucune expérimentation sur la rage, publia son libretto, qui n'est en définitive qu'un écho plus ou moins fidèle de mes premières recherches.

Depuis l'époque où j'ai fait connaître ces premiers travaux, j'ai eu l'occasion de faire de nouvelles expériences, qui trouveront ici leur place, pour démontrer toute l'importance de la *spécificité* et de la *loi des semblables,* son principe fondamental.

De l'Hydrophobie en général.

C'est à tort que l'on a confondu l'hydrophobie avec la rage proprement dite. L'horreur de l'eau n'est qu'un symptôme de cette maladie comme elle peut l'être de plusieurs autres (HURTREL D'ARBOVAL, *Dictionnaire de Médecine et de Chirurgie vétérinaire*).

HUFFLAND, premier médecin du roi de Prusse, distingue l'hydrophobie en trois espèces :

1° L'hydrophobie symptomatique, qui peut accompagner souvent diverses maladies aiguës dont elle n'est qu'un phénomène. C'est ainsi qu'on la rencontre dans certaines fièvres nerveuses, malignes et ataxiques, dans les phlegmasies aiguës et traumatiques du cerveau ; mais elle ne constitue pas la rage proprement dite, l'horreur de l'eau cessant à mesure que la maladie primitive disparaît elle-même ;

2° L'hydrophobie imaginaire, qui se développe dans l'hystérie et autres maladies nerveuses, par suite de frayeur, d'écarts d'imagination du malade qui se figure quelquefois qu'un chien enragé l'a mordu. Dans ce cas, elle n'est qu'un symptôme d'une maladie nerveuse plus ou moins aiguë ; et lorsqu'elle n'est pas guérie à temps, elle dégénère presque toujours en attaques d'épilepsie ;

3° L'hydrophobie miasmatique ou contagieuse, qui constitue, suivant lui, la *rage*. Comme nous l'avons dit plus haut, l'hydrophobie ou l'horreur de l'eau n'est pas la rage elle-même ; elle n'en est qu'un symptôme ; car un chien atteint de la rage peut transmettre cette maladie par la morsure avant même que l'hydrophobie ou horreur de l'eau soit venue caractériser l'affection. Ceci démontré, nous allons parler de la rage spontanée proprement dite

De la Rage et de ses causes.

Cette maladie se développe rarement chez l'homme d'une manière primitive. Quelques classes d'animaux seulement y sont sujettes : les loups, les chiens, les chats et les renards en sont spontanément atteints et peuvent la communiquer par leurs morsures, soit à d'autres animaux, soit à l'homme.

De même que l'on a longtemps et vainement cherché un traitement rationel applicable à la rage, l'on a aussi vainement cherché quelles en étaient les causes. L'espace nous manque pour indiquer toutes les conjectures qui ont été faites à cet égard ; mais nous pouvons certainement dire que tous les auteurs qui ont traité de cette matière lui ont trouvé des causes relatives aux divers systèmes sous l'influence desquels ils écrivaient. C'est ainsi que les Browniens l'ont attribuée à la faiblesse des membranes de la bouche, de l'œsophage, du larynx, des bronches et des poumons réagissant sur le cerveau.

Les Broussiens, à l'état imflammatoire aigu de ces organes, agissant symptômatiquement sur le cerveau.

Les Hahnemaniens ou Homœopathes, de même qu'Huffland, l'ont attribué à un virus miasmatique et contagieux.

Raspail, toujours fidèle à ses principes, basés sur l'action des causes animées, attribue cette maladie à un *acarus* sublingual, logé dans des vésicules que l'on appelle *lysses*, insecte qui peut encore, suivant lui, se fixer dans un centre nerveux, principal de l'irritabilité. Cette opinion de Raspail n'est pas éloignée de celle de quelques anciens médecins grecs, qui ont dit que : lorsque quelqu'un avait été mordu par un animal enragé, il se manifestait sous la langue des vésicules désignées sous le nom de *lysses;* et ce sont ces *lysses* qui ont fait donner à la rage le nom de *lyssa* ou *lytta,* qui est celui d'un ver qu'on a cru trouver dans ces vésicules. Ce nom, *lytta* ou *lyssa,* est le plus ancien sous lequel la rage ait été définie.

Si nous considérons le mode d'action spécifique des médicaments que nous employons pour combattre la rage, médicaments que nous indiquerons en parlant du traitement, nous sommes tout disposés à reconnaître que dans les travaux de Raspail se trouve une vérité que lui seul a dénoncée. Le virus rabien peut bien être miasmatique, mais ce miasme par quoi est-il produit? Il n'y a point dans la nature d'effet sans cause. Et puisque Raspail, en suivant les errements des anciens, nous en a révélé une, pourquoi ne l'admettrions nous pas? au moins jusqu'à preuve suffisante du contraire.

Des symptômes de la Rage.

Les symptômes de la rage confirmée sont en général les suivants chez tous les sujets qui en sont affectés.

L'horreur des liquides, l'exaltation de la sensibilité, des organes, des sens, l'expression d'une vive douleur au moindre attouchement, le regard farouche, les yeux brillants et injectés, la bouche écumante, une agitation considérable et presque continuelle, des accès convulsifs, des paroxymes de fureur, la faiblesse des lombes et des membres postérieurs chez les animaux et des membres inférieurs chez l'homme. La peau des animaux qui ont un pannicule charnu est agitée d'un frémissement violent. Les chiens ont la voix rauque et souvent totalement éteinte, leur poil s'hérisse. Les vaches mugissent d'une manière particulière, mordent leur litière et frappent des cornes. Les moutons sau-

tent les uns sur les autres et donnent des coups de tête. Le che-
val frappe le sol avec ses pieds de derrière, secoue la tête et le
cou comme pour se débarrasser de son licol. Chez l'homme, la
tête devient promptement douloureuse avec sentiment de cons-
triction aux tempes; le sommeil est prolongé, troublé par des
rêves pénibles, quelquefois insomnie complète. Les facultés in-
tellectuelles semblent momentanément augmentées; la conver-
sation est plus animée; d'autres fois, au contraire, le malade
éprouve de l'accablement, une fatigue extrême; il est taciturne,
ses réponses sont aussi laconiques que ses mouvements sont
brusques.

Les yeux du malade sont brillants et sensibles à la lumière, ses
pupilles parfois dilatées; il éprouve de vives douleurs au cou,
au tronc et aux membres, de l'inquiétude et de la tristesse; il
présente aussi quelquefois les symptômes suivants : anorexie,
nausées, vomissements, constipation, coliques, suppression des
urines et quelquefois émission très-abondante d'urines lim-
pides. Ces symptômes peuvent avoir lieu avec ou sans fièvre.
Horripilations hydrophobiques, soif, frissons à la vue d'un liquide ou d'un corps brillant, tentative pour boire; le malade
prend le vase dans lequel le liquide est contenu, l'éloigne ou
l'approche alternativement de sa bouche, le repousse ensuite
avec effroi; ses yeux deviennent hagards; la poitrine est agitée
de mouvements convulsifs; tout son corps est tremblant; un
serrement douloureux se fait sentir à la gorge; la voix est
rauque et interrompue; le pouls, qui était toujours régulier et
peu fréquent au commencement de la maladie, devient petit,
faible et irrégulier; la peau, qui était chaude, se couvre de
sueur froide. Surviennent ensuite la fureur, les convulsions gé-
nérales et la mort, qui a toujours lieu du troisième au cinquième jour, si l'on a pas employé de suite un traitement rationel.

Il est à remarquer que pendant que tous ces phénomènes
s'accomplissent, les plaies produites par la morsure se boursouf-
flent sur leurs bords qui prennent une teinte violacée; que le
fonds de ces plaies est d'un gris noirâtre; que le liquide qui s'en
échappe est une sérosité sanieuse. Ce qui est plus remarquable
encore, c'est que, très-souvent, celles de ces plaies, qui ont pu
se cicatriser pendant l'incubation de la maladie, se rouvrent et
présentent les mêmes caractères.

Il est rare que la rage se déclare spontanément chez l'homme;
et quand elle lui a été communiquée, c'est du trentième au qua-
rantième jour ordinairement que ses symptômes se manifestent.
Trolliet cite des sujets chez lesquels ils se sont produits le
quatorzième jour. Mathey en cite chez qui ils ont eu lieu au
bout de cent dix-sept jours. Vaucham, au bout de neuf mois.
Boissier, au bout d'un an. D'autres, tels que Chirac, en citent

chez qui la rage ne s'est manifestée qu'après dix ans, et nous l'admettons complètement.

Traitement de la Rage.

Si, après cette courte description des symptômes et des divers phénomènes qui accompagnent la rage et ses accidents, nous passons à son traitement, nous verrons combien sont hypothétiques les données que nous a présentées la médecine officielle à ce sujet.

On a employé des formules informes, des mixtures composées d'une foule de médicaments de propriétés différentes ou de propriétés inconnues. D'autres fois, on a cherché à agir sur l'imagination des personnes frappées de cette cruelle maladie par le mysticisme, le charlatanisme et une multitude de remèdes secrets.

Les moyens que Rhasis, docteur arabe, décrit pour parvenir à guérir la rage, sont tout à fait curieux. Il proposait de fatiguer l'hydrophobe par une marche continue, des bains d'eau froide et la boisson d'eau froide ingurgitée par force ; et vers la nuit, de procurer au malade un sommeil profond pour le calmer des fatigues du jour. Celse et Boerhaave ont souvent tenté l'emploi de cette méthode, dont, de nos jours encore, les Italiens ont conservé le souvenir ; car ils l'emploient dans le traitement de la morsure de la tarentule.

La prétendue médecine *raisonnée* ou *éclectique* ayant cru ne voir dans les symptômes de la rage que des phénomènes nerveux, l'a combattue par les calmants, les anti-spasmodiques et toute la série des remèdes appelés *nervins*.

La médecine physiologique ayant cru trouver le siége de la maladie dans les membranes du cerveau et des bronches, et sa cause dans l'inflammation de ces mêmes membranes, n'a pas manqué de proposer les évacuations sanguines. Elle a recommandé de saigner les hydrophobes *à blanc* jusqu'à la défaillance.

Que conclure de tant d'opinions et de traitements si opposés ? Pour peu qu'on y réfléchisse, on en induira que les causes de la rage, aussi bien que les moyens propres à les combattre, ont jusqu'ici échappé à la sagacité des médecins les plus célèbres et des expérimentateurs les plus savants ; car les moyens divers qu'ils ont proposé, au point de vue de leurs divers systèmes, ont toujours échoué. La mort des hydrophobes a toujours été le résultat de leurs expérimentations.

Où devons-nous donc maintenant chercher et trouver les véritables moyens curatifs de la rage ? Dans la *spécificité* basée sur *la loi des semblables*. Dans cette loi que Hahnemann a trouvée dans les œuvres de Paracelse, et qu'il nous a révélée d'une manière positive par l'expérimentation sur l'homme sain et sur l'homme malade.

Oh! HAHNEMANN, toi qui révélas à l'art de guérir son véritable *criterium* fondamental : *la loi des semblables*, représenté par cette trilogie : HIPPOCRATE, PARACELSE et HAHNEMANN, tu fus persécuté pendant ta vie ; tu subis le sort de tous les grands génies, de tous les grands novateurs ; et, suivant la loi commune, une statue s'élève aujourd'hui sur ta tombe, hommage tardif de tes détracteurs reconnaissants. Ils sont devenus tes disciples.

Que tous ceux qui refusent leur croyance à *la loi des semblables;* tous ceux qui frémissent au nom de HAHNEMANN, symbole de toute la grandeur de notre science, se hâtent d'étudier sa *pathogénésie* des médicaments contre la rage; qu'ils s'empressent de les expérimenter consciencieusement, ils ne douteront plus.

Les médicaments à employer dans le traitement de la rage lui sont *relatifs* ou *positifs*.

On les appelle *relatifs*, quand ils sont applicables aux symptômes généraux et variables de la maladie ; ils prennent le nom de *positifs*, quand on les applique suivant ses symptômes les plus graves et les diverses phases qu'elle parcourt.

Ces médicaments sont :

1° *Aconitum Napelus*, — Aconit napel ;
2° *Atropa Belladona*, — Morelle furieuse belladone ;
3° *Atropa Mandragora*, — Belladone mandragore ;
4° *Hyosciamus niger*, —Jusquiame ;
5° *Datura stramonium*, — Pomme épineuse ;
6° *Cantharides*, — Cantharides ;
7° *Sabadilla*, — Sévadille ;
8° *Spigelia Anthelmia*, — Spigélie anthelmintique ;
9° *Mercurius solubilis*, — Mercure soluble ;
10° *Lachesis trigonocephalus*, — Trigonocéphale à losanges ;
11° *Diadema aranea*, — Araignée à croix papale ;
12° *Hydrophobin*, — Venin de la rage.

Ces médicaments sont au nombre de douze, dont sept sont tirés du règne végétal, quatre du règne animal, et un du règne minéral.

Je dois dire, dans l'intérêt de la science, et pour guider toutes les personnes qui voudront faire l'application de ces douze médicaments, et leur en faciliter le choix, suivant les circonstances et l'époque de la maladie à laquelle ils commenceront le traitement, comment j'entends ce choix au point de vue de la *spécificité positive et relative*. Un mot d'abord sur la cautérisation.

La première médication conseillée par tous nos devanciers lorsqu'un homme ou un animal a été mordu par un enragé, c'est de cautériser hardiment avec un fer rougi à blanc, largement et profondément, les plaies produites par les morsures. Je suis loin de blâmer cette manœuvre, dont nous devons les premiers

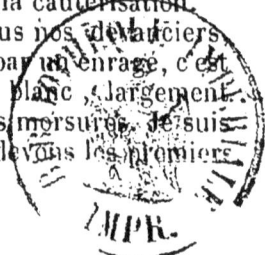

essais au célèbre Ambroise PARÉ; mais je puis assurer qu'en versant dans cette plaie, d'abord une quantité suffisante de gouttes de teinture-mère ou *teinture primitive homœopathique d'aconit napel;* en faisant pénétrer cette liqueur dans toute la profondeur de la plaie, on obtient les mêmes résultats avec moins de douleur et moins d'effroi de la part du malade. On recouvre ensuite la plaie d'un plumasseau de charpie imbibé de cette même liqueur; on fait en même temps boire au malade, toutes les deux heures, une cuillerée à soupe d'un mélange fait avec deux gouttes d'aconit, *douzième dilution homœopathique,* et six cuillerées d'eau commune froide. On continue ces pansements et cette boisson jusqu'à ce qu'on ait obtenu l'abaissement du pouls. Ces moyens sont indiqués par PARACELSE, qui les a préconisés contre les morsures de la vipère. J'ai cru devoir les essayer dans le traitement de la rage, et j'en ai reconnu les bons effets.

Lorsqu'on a obtenu l'abaissement du pouls par l'aconit, on panse les plaies, si elles ne sont pas cicatrisées avec la teinture homœopatique de belladone, *troisième dilution,* et on administre à l'intérieur, tous les matins, une goutte, *douzième dilution,* dans une cuillérée d'eau; cela pendant deux ou trois jours seulement. Ensuite, on alterne l'usage de la belladone de trois en trois jours, ou de cinq en cinq jours, avec l'*hydrophobin* ou venin de la rage, une goutte de la teinture homœopathique, *cinquième dilution,* dans une cuillerée d'eau le matin.

L'emploi de ces trois médicaments suffit le plus souvent pour arrêter la marche de la maladie qui nous occupe.

Comme je viens de le dire, l'*aconit* doit être employé de suite après la morsure, en teinture-mère ou primitive, comme topique, remplaçant la cautérisation; et à l'intérieur, par gouttes atténuées jusqu'à ce qu'on ait obtenu l'abaissement du pouls. Si les symptômes d'hydrophobie ne se manifestent pas après l'emploi de ce médicament, on administrera la belladone comme moyen prophylactic. Lorsque la bave ou l'écume surviendra à la bouche, on administrera *mercurius solubilis.* Si le malade présente des coliques, de la constipation et des urines abondantes, on donnera *hyosciamus.* Si, au contraire, il y a suppression des urines, on donnera *cantharides.*

S'il y a des écarts d'imagination, on donnera *lachesis.* Si les *lysses* sont formées sous la langue, on les attaquera par *spigelia* ou *sabadilla,* soit en administrant ces médicaments à l'intérieur, soit en injectant la teinture-mère dans la bouche; car ces deux substances, non-seulement au point de vue de RASPAIL, mais aussi de l'avis de tous les pathologistes, sont intoxiquantes de l'*acarus* et des vers contenus dans les *lysses* sublinguales des enragés, comme de beaucoup d'autres vers qui peuvent se rencontrer dans l'organisme. Mais, me dira-t-on, ces *acarus*, ces vers, on ne les a pas toujours trouvés, comme le disent MORGANI et HEYDECKER? C'est que lorsqu'ils les ont cherchés, ils n'y étaient plus; ils n'y sont pas toujours, cela dépend du temps ou de l'époque à laquelle on les recherche.

Au début de la maladie caractérisée, on y trouvera l'*acarus*. Plus tard, on y trouvera le ver; plus tard, enfin, on n'y trouvera rien, du moins on n'y croira rien trouver, parce que ce ver infusoire s'est enveloppé comme le ver à soie dans un cocon qui lui est propre, et tellement, tenu qu'il échappe facilement aux recherches des micrographes les plus expérimentés. En un mot, il se passe dans cette circonstance ce que l'analogie conduit à nous démontrer pour la vaccine.

Presque tous les médecins, y compris les homœopathes, pensent que le *virus-vaccin* n'est qu'une substance diluée en passant et repassant dans des centaines d'organismes, qui se reproduit toujours avec les mêmes propriétés *anti-varioliques;* mais depuis que RASPAIL nous a démontré, dans les pustules du vaccin, la présence de *sarcoptes,* il est permis d'expliquer les choses d'une manière toute différente et peut-être plus rationelle. La période normale du développement de la pustule cow-pox est de onze jours. Si on pique le bouton du vaccin au bout de trois ou quatre jours, on n'y trouve rien qu'une sérosité sanguinolente. Si on le pique du sixième au septième jour, on y trouve l'infusoire nommée *sarcopte*. Si on le pique du huitième au dixième jour, on y trouve une sérosité claire : c'est celle dont on se sert pour vacciner d'autres sujets. Cette sérosité, toute claire qu'elle est, contient des ovules atomistiques dans lesquelles le germe du sarcopte est contenu; lesquelles ovules se conservent longtemps dans la sérosité placée entre deux verres ou dans un tube capillaire (vaccin). Si vous piquez les boutons après le onzième jour, vous n'en retirez que du pus qui ne contient ni sarcopte, ni ovules, et qui n'est propre qu'à fournir une fausse vaccine, incapable de préserver de la variole, tandis que lorsque l'on vaccine avec la sérosité *louable* prise en temps rationel, on place ces ovules sous l'épiderme dont la température et le milieu facilitent l'éclosion, et on donne ainsi lieu à une nouvelle génération de *sarcoptes,* et ainsi de suite, toutes les fois qu'on renouvelle l'opération de la vaccine.

Ce que je viens de dire pour le virus-vaccin et pour le venin de la rage, est applicable, toujours par analogie, aux virus rubéolique; syphilitique, psorique et autres.

Lorsque les accès de rage prennent un type intermittent régulier, ce n'est pas avec le *sulfate de quinine* qu'il faut les combattre; c'est avec la teinture homœopathique de l'*aranea diadema*. La maladie étant produite par une cause animale, cette substance fébrifuge animale se trouve plus spécifiquement apte à combattre cette intermittence, action logiquement démontrée dans les œuvres de PARACELSE au point de vue de *la loi des semblables*.

Lorsque les accès de rage ont acquis toute leur gravité, on doit se hâter de les combattre par *mandragora, datura stramonium* et *hydrophobin*.

Cette dernière substance qui, comme je l'ai dit plus haut, n'est autre chose que le venin de la rage, a été introduite dans la pharmacopée homœopathique par le docteur HÉRING, de Philadelphie. Au point de vue isopathique, ce médicament est d'une grande puissance contre la rage, et je conseille de l'employer comme intercurrent dans tous les traitements de la rage, après chaque médicament, quel qu'il soit.

L'*isopathie* est encore dans son enfance; elle est destinée à rendre à la médecine de grands services. Il sera facile d'en comprendre toute la portée, si l'on tient compte des résultats obtenus par le docteur DUFRESNE, de Genève, dans le traitement de l'anthrax par l'*anthracine*.

Je dois terminer cet article en indiquant les doses auxquelles les douze médicaments que j'ai proposés pour le traitement de la rage doivent être employés.

L'aconit, la belladone, la mendragore, l'hyosciamus, la spigelia, la sabadilla doivent l'être en teinture-mère ou primitive homœopathique pour les pansements, en faisant coïncider les pansements avec leur administration à l'intérieur.

L'*hydrophobin*, le *datura dtramonium*, les *cantharides*, le *dadema aranea*, le *lachesis*, le *mercure soluble* ne doivent jamais être employés en pansements.

L'*hydrophobin*, le *diadema aranea* et le *lachesis* pourront être pris à la *cinquième dilution* homœopathique; tous les autres seront employés à l'intérieur de la *douzième* à la *trentième*. Pour l'homme à l'âge mûr, on pourra les employer d'une à quatre gouttes. Pour les gros animaux, tels que bœufs, chevaux, de quatre à six gouttes. Pour les animaux de petite taille, tels que chiens, moutons, etc., de deux à quatre gouttes; et pour les enfants et les jeunes animaux, une goutte seulement. On verse ces gouttes dans six cuillerées d'eau fraîche, soit quatre-vingt-dix grammes; on agite le mélange et on donne une cuillerée toutes les deux, trois, quatre et cinq heures, suivant les besoins. La rage étant du nombre des maladies dont la marche est très-rapide, on ne doit pas négliger la répétition des doses.

Bien que des nombreux cas de rage se présentent tous les ans, il est très-difficile de faire convenablement des expériences sur son traitement : 1° parce que les secours manquent toujours ou ne sont pas assez prompts; 2° parce que les chiens enragés ou suspectés de rage sont presque toujours abattus; 3° parce que les malades que l'on conduit dans les hôpitaux, pour y chercher

des soins, y sont toujours conduits trop tard, c'est-à-dire lorsque la vie est épuisée et l'intoxication complète.

Pour obvier à ces inconvénients, je pense qu'il serait prudent
de placer dans toutes les communes une boîte composée de tous
les médicaments *anti-rabiens* que j'ai indiqués ; cette boîte serait confiée aux soins de M. le *Maire* ou de M. le *Curé;* de même,
que dans beaucoup de localités, on fait des dépôts d'appareils de
secours pour les noyés. Là, tous les médecins, tous les amis
de l'humanité pourraient puiser des ressources contre ce terrible fléau qui vient, chaque année, apporter l'effroi dans les po-
pulations et le deuil dans les familles.

PREMIÈRE OBSERVATION.

Vers le milieu de juin 1835, je fus appelé au château Quin-
cey, chez M. le comte de Lé...., louvetier du département
de la Côte-d'Or ; j'étais accompagné par M. M......, vétérinaire du département, et de M. H..... père, vétérinaire du
canton. Dès notre arrivée au château, nous fûmes conduits dans
un chenil où on nous montra trente chiens courants de premier
ordre, qui tous avaient été mordus la veille et l'avant-veille par
un jeune chien âgé de neuf mois. Aucun de ces chiens ne présentait moins de six à sept morsures pénétrantes. Après cet
examen, nous passâmes dans une chambre de jardinier, dans laquelle on avait séquestré, la veille, le jeune chien enragé, qui
était mort pendant la nuit d'un accès de rage tellement violent,
qu'il s'était rongé l'extrémité de ses quatre pattes et le bout de
la queue. Nous procédâmes à l'autopsie. Les *lysses* existaient
sous la langue; mais elles étaient toutes ouvertes et vidées; tout
l'ensemble anatomo-pathologique de la bouche, de l'œsophage, du
larynx, des bronches, des poumons et du cerveau, nous donna au
grand complet les symptômes caractéristiques de la *nécropsie*
rabienne. Cette opération terminée, tous les chiens furent atta-
chés de manière à ce qu'ils ne pussent se mordre les uns les
autres, ni se jeter sur la personne chargée de leur donner des
soins. Toutes les plaies furent pansées avec l'aconit, teinture-
mère ; on leur administra à tous le même médicament, *douxième
dilution;* en un mot, il furent traités prophylactiquement, suivant les préceptes que je viens d'indiquer plus haut, pendant
cinquante à soixante jours. Durant ce traitement, aucun symptôme ne se manifesta; mais un des effets secondaires de la belladone se fit sentir d'une manière d'autant plus remarquable,
que le piqueur, chargé de soigner les chiens, m'a avoué qu'il
avait donné la belladone beaucoup plus fréquemment que je ne
l'avais indiqué. Cet effet donna lieu, sur tous les chiens, à une
cécité qui dura près de quinze jours après la cessation du traite-

ment ; ce qui démontre essentiellement que la belladone, comme les autres médicaments que j'ai indiqués, doivent toujours, dans de semblables cas, être employés à doses homœopathiques infinitésimales très-fractionnées.

Mon opinion est que la belladone doit être employée plutôt comme prophylactif des accidents de la rage, après la morsure, que comme curatif de ses accidents, après leur développement. Aujourd'hui, je la remplacerai, lorsque ces accidents sont développés, par la *mandragore :*

1° Parce que la *pathogénésie* de cette plante, dont HAHNEMANN n'a point parlé, que PARACESSE préconise, dont ALEXANDRE BENEDICTUS vante; les bons effets, est parfaitement identique aux symptômes de la rage;

2° Parce que, dans ses actions, elle se rapproche *physiologiquement* de celle du *chloroforme,* sans entraîner avec elle les mêmes dangers, comme le démontre BARTOLOMEUS ANGLICUS, qui dit : *Mandragora cujus cortex vino mixtus porrigitur ad bibendum his quorum corpus est secundum, et dolorem non sentiant soporati.* (La mandragore, dont l'écorce a été macérée dans du vin, et bue par ceux qui doivent subir une opération, leur procure un sommeil qui les empêche de sentir la douleur). Cette observation! de BARTHOLOMEUS ANGLICUS est le premier essai d'*anastésie;* il date de 1400.

DEUXIÈME OBSERVATION.

Le 1er mars 1833, un chien bouledogue, de race anglaise, fut mordu par un chien enragé, qui, le même jour et les jours précédents, en avait mordu beaucoup d'autres, qui tous sont morts enragés. Ce chien m'appartenait. Il avait reçu un coup de dent sur le dos entre les deux omoplates. Quatre heures après cet accident, la plaie fut pansée avec la teinture de belladone (je ne connaissais pas alors l'heureux emploi de l'aconit dans cette circonstance); on instilla dans la gueule de l'animal quelques gouttes de teinture de belladone, *trentième dilution,* jusqu'au dix-septième jour après celui de la morsure. Ce jour-là, à trois heures du matin, le chien devint furieux, se jeta sur tout ce qui l'entourait, déchira tout ce qui l'environnait, se mit à ronger la porte du lieu où il avait couché, quoique cette porte ne se trouvât pas fermée. Cet état de fureur dura pendant une heure. Redevenu calme, j'osai l'aborder; je lui présentai de l'eau, il redevint furieux; nous fuîmes et nous le laissâmes seul au fond d'une basse-cour. Ce second accès dura encore une heure; je lui présentai encore de l'eau, et il fuit. Après ce deuxième accès, on pansa la plaie avec la belladone mandragore, *troisième dilution ;* on lui en versa une goutte, *trentième dilution,* sur la langue ; quelques heures après, on lui présenta encore de l'eau ; il en but, et mangea un peu. Le traitement a été continué jusqu'à entière cicatrisation de la plaie, ce qui a duré quatre-vingts jours. Ce chien a vécu trois ans encore après ces accidents.

TROISIÈME OBSERVATION.

Une jeune fille, âgée de 9 à 10 ans environ, fut mordue, en avril 1833, par un chien enragé qui était poursuivi par des paysans. Ce chien se jeta sur elle en passant, pendant qu'elle gardait des moutons. La plaie fut faite à la main droite, au premier métatarsien, à l'éminence hypothénar.

M. le baron d'An...... de Lig...., au service duquel était cette enfant, se hâta de me l'envoyer dès qu'il connut son accident. La plaie faite par les dents incisives du chien était peu étendue ; il s'en écoulait une sérosité sanieuse assez abondante ; les parties qui l'entouraient étaient d'un rouge violacé et fortement tuméfiées ; cette tuméfaction avait envahi toute la main. Je pansai avec la belladone, teinture-mère ; j'administrai la belladone, *trentième dilution,* à l'intérieur. La plaie fut promptement cicatrisée. Le traitement interne fut continué jusqu'au soixantième jour, à dater de celui où elle avait été mordue. Les symptômes de la rage ne se sont jamais développés chez cette enfant.

QUATRIÈME OBSERVATION.

Dans les premiers jours de mai 1833, je fus appelé chez M. Ly..., riche propriétaire et fermier, qui faisait le commerce des bœufs. Son chien toucheur avait été mordu, il y avait environ six semaines, par un chien qui avait donné des signes de rage, et l'avait communiquée à beaucoup d'autres. Quinze jours après avoir été mordu, le chien de M. Ly.... accompagne son maître dans une prairie où pâturait un troupeau de bœufs. Son maître l'emploie comme de coutume à pousser son troupeau ; et tout en faisant son devoir, l'animal mord un bœuf à l'extrémité de la queue. Il est important de remarquer ici que ce chien n'avait encore donné aucun signe de rage ; que ce n'est que huit jours après avoir mordu le bœuf qu'il cessa de boire et de manger, et qu'il quitta le domicile de son maître dans lequel il revint après une absence de deux jours. En entrant dans la cour, il mordit au bras un domestique qui voulut le caresser ; il se jeta ensuite précipitamment dans la maison, où il mordit à l'avant-bras droit Mme F..., jeune femme de 22 ans, et fille de M. Ly...

Les domestiques s'emparent du chien et l'enferment dans un chenil où, trois ou quatre jours après, il devint tellement furieux, qu'on fut obligé de l'abattre avec un fusil.

Le domestique avait été mordu au bras gauche; mais la grosse veste de bure qu'il portait l'avait préservé; les dents étaient arrivées à peine à la peau, dont l'épiderme n'était pas même effleuré. Il n'en fut pas de même pour Mme F.., vêtue d'une robe d'indienne légère; l'une des dents incisives supérieures avait endommagé le tissu de la peau. Tous les gens de la maison étaient dans la sécurité la plus complète, lorsque le bœuf, qui, vingt jours avant, avait été mordu dans la prairie, cessa de boire et de manger. On l'emmena à l'écurie, où, vingt-quatre heures après son entrée, au moment où un bouvier lui présentait à boire, il devint furieux.

Ce premier accès a duré deux jours, avec des instants de rémittence. M. Ly..... ayant appris que je faisais des expériences sur le traitement de la rage, me pria de venir voir son bœuf, que je trouvai rigoureusement attaché par les quatre pieds, le milieu du corps et les cornes; il était redevenu furieux, écumant, et poussait des rugissements affreux. Je lui fis présenter de l'eau, sa fureur s'exaspéra. Je le fis attacher encore avec plus de précautions. — Je versai huit gouttes de *datura stramonium*, *douzième dilution*, dans une bouteille d'eau; j'introduisis par les naseaux de l'animal ce mélange, qu'il avala en grande partie; je me retirai ensuite. Deux heures après, nous revînmes auprès du bœuf: il était immobile; il ne mugissait plus; il écumait encore et ses mâchoires faisaient, avec une promptitude extraordinaire, le mouvement de rumination. Je lui fis présenter de l'eau, qu'il regarda sans émotion, et il en prit quelques gorgées; il en fut de même pour le fourrage. Dans la soirée, l'animal était encore mieux; on le débarrassa de ses liens, on ne lui laissa qu'une simple attache. Le lendemain, on administra au bœuf quatre gouttes teinture-mère de belladone; il alla toujours mieux; mais il éprouva un amaigrissement rapide et mourut, sans aucun autre symptôme de rage, au bout de huit jours.

Il résulte de cette observation que le *datura stramonium* aurait dû être répété plus souvent, en l'alternant avec la belladone; et que si le bœuf n'a plus eu d'accès de rage, il est probable qu'il a été intoxiqué constitutionnellement par le venin de la rage, ce qui a produit la mort. Mais ce qu'il y a de plus important à remarquer dans ce fait, c'est que le bœuf avait été mordu huit jours avant que le chien ne donnât signe de rage; d'où l'on pourrait conclure qu'un animal infecté par le venin de la rage pourrait, par sa morsure, communiquer ce venin lorsque son action sur l'organisme n'est encore qu'à l'état latent, c'est-à-dire qu'elle ne s'est manifestée par aucun des symptômes caractéristiques de cette affection.

CINQUIÈME OBSERVATION.

Dix à douze jours environ après la mort du bœuf, Mme F...., fille de M. Ly...., dont la plaie du bras s'était cicatrisée naturellement, éprouva à son lever du malaise, de la lassitude dans les extrémités inférieures, quelques vertiges et des frissons qui se répandaient sur toute la peau, comme par horripilation et frémissement. Tous ces phénomènes disparurent dans le cours de la journée. Elle eut dans la nuit des rêves effrayants ; et à son lever, les accidents de la veille reparurent avec plus de force ; ils étaient accompagnés de soif ardente ; elle se trouvait fortement fatiguée par les reflets des rayons du soleil sur les vitres de sa chambre. Mme F.... éprouva, après l'horripilation et le frisson, une syncope qui dura quelques minutes. Lorsqu'elle reprit connaissance, elle se plaignit de nouveau de soif ardente ; on lui présenta un verre d'eau sucrée qu'elle repoussa avec violence, et entra dans la fureur rabienne. Ces symptômes durèrent trois heures, pendant lesquels on était venu me chercher en toute hâte.

Lorsque j'arrivai, je trouvai la malade assez tranquille. Après lui avoir donné toutes les consolations en mon pouvoir, je lui fis prendre quatre gouttes de belladone, *trentième dilution*, toutes les deux heures, dans six cuillerées d'eau. Le lendemain matin, tous les symptômes hydrophobiques reparurent avec la même violence que la veille ; je donnai deux gouttes *stramonium, trentième dilution;* le lendemain, troisième jour de la maladie, les symptômes reparurent, mais d'une manière moins pénible pour la malade et moins effrayants pour les personnes qui l'entouraient. Si j'eusse connu, à cette époque, l'emploi de l'*aranea-diadema* dans les intermittences produites par les empoisonnements vénéneux, j'avais là une belle occasion de l'expérimenter. Je donnai quatre gouttes *hyosciamus-niger* dans six cuillerées d'eau, une toutes les deux heures, les accidents cessèrent presque de suite dès les premières doses; et, depuis lors, ils n'ont jamais reparu. Cependant, d'après l'exemple que m'avait fourni la mort subite du bœuf, pensant que le venin de la rage pouvait agir d'une manière latente, bien qu'il ne se manifestât par aucun phénomène extérieur, je continuai d'administrer alternativement la belladone *hyosciamus* et *stramonium* pendant cinquante à soixante jours, à dater de l'invasion du premier accès. Les accidents de la rage ne se sont jamais représentés; depuis lors, Mme F. est devenue mère de plusieurs enfants.

Je termine ce petit travail par un extrait du Rapport de M. Ch. Peschier, secrétaire-rapporteur de la Société homœopathique gallicane.

« On cherche en vain dans les journaux et les livres homœo-

» pathiques une seule observation de rage, après morsure, trai-
» tée et guérie; on n'y rencontre que l'expression de l'intime
» conviction que *belladone, hyosciamus, cantharides*, peuvent
» la guérir, attendu la ressemblance frappante de leurs symptô-
» mes avec ceux de la rage; mais aucune expérience n'est en-
» core venue confirmer ce conseil. Les observations du docteur
» Laville de la Plaigne offrent donc le plus haut degré d'intérêt;
» elles ouvrent la marche de l'expérimentation et font désirer
» vivement que d'autres praticiens suivent, dans l'occasion, son
» précieux exemple. »

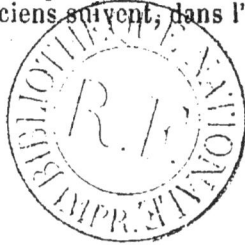

DERNIÈRES PUBLICATIONS

DE LA

LIBRAIRIE DE FERET FILS, FOSSÉS DE L'INTENDANCE, 15.

—⊶⊙⊷—

Bordeaux. — Imp. de J. DELMAS, fossés de l'Intendance, 15.

www.ingramcontent.com/pod-product-compliance
Lightning Source LLC
Chambersburg PA
CBHW050445210326
41520CB00019B/6079